AF610712

DISCOURS

EN REFUTATION DES MANDEMENS

DE PLUSIEURS

ÉVÊQUES DE FRANCE,

AU SUJET DU CHOLÉRA.

IMPRIMERIE DE J. L. BELLEMAIN,
rue Saint-Denis, n. 268.

DISCOURS

EN REFUTATION DES MANDEMENS

DE PLUSIEURS

ÉVÊQUES DE FRANCE,

AU SUJET DU CHOLÉRA,

PRONONCÉ LE DIMANCHE 6 MAI 1832, EN L'ÉGLISE PAROISSIALE DE CLICHY,

PAR M. L'ABBÉ AUZOU,

UN DES FONDATEURS DE L'ÉGLISE CATHOLIQUE FRANÇAISE, CURÉ DE CLICHY PAR ÉLECTION DU PEUPLE, ETC.

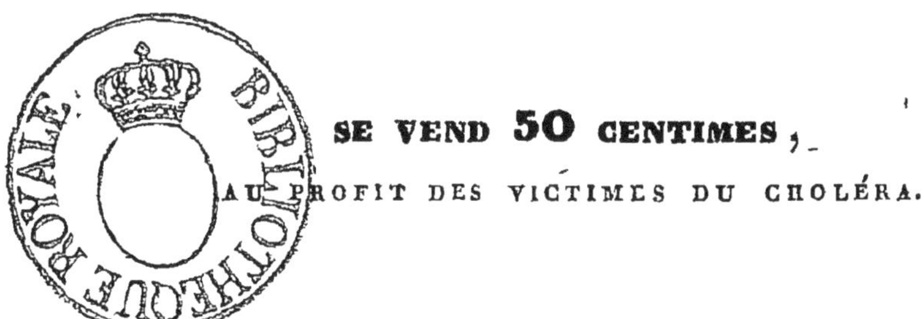

SE VEND 50 CENTIMES,

AU PROFIT DES VICTIMES DU CHOLÉRA.

CLICHY,

A LA LIBRAIRIE CATHOLIQUE FRANÇAISE.

PARIS,

CHEZ LEDOYEN, LIBRAIRE,

PALAIS-ROYAL, GALERIE D'ORLÉANS, N° 33.

1832.

DISCOURS

EN REFUTATION DES MANDEMENS

DE PLUSIEURS

EVÊQUES DE FRANCE,

AU SUJET DU CHOLÉRA.

Vous êtes les enfans des prophètes et de l'alliance que Dieu a établie avec nos pères, en disant à Abraham : Toutes les nations de la terre seront bénies en votre race. (*Actes des Apôtres*, ch. 3, v. 25.)

Que les vents et les tempêtes, que le tonnerre et tous les fléaux dévastateurs solennisent l'Eternel ! qu'ils annoncent sa puissance et attestent sa grandeur ! qu'ils troublent les airs, qu'ils ébranlent la terre, qu'ils soulèvent les ondes, qu'ils effraient l'univers, qu'ils fassent trembler les pervers ; mais que les vents, la foudre et les fléaux meurtriers respectent les lois du Créateur, et ne franchissent jamais les limites immuables dans lesquelles le Seigneur a circonscrit leur puissance, car Dieu dit à Noé sortant de cette arche miraculeuse par laquelle le genre humain régénéré venait d'être conservé : « Il n'y aura plus à l'avenir de désastre qui extermine toute la terre. » Dieu l'a dit, et sa parole est éternelle comme lui-même.

Qu'il est grand, mes chers auditeurs, celui qui déchaîne les vents et aux pieds duquel roule et s'enflamme le tonnerre; celui qui a dit à la mer : Dans ta fureur tu n'iras pas au-delà de ce grain de sable que je pose sur ton rivage comme une barrière insurmontable ; le Dieu dont le souffle a créé la vie en lui assignant des limites naturelles, et qui fit naître la terre sur laquelle il a répandu tout ce qui peut faire le bonheur des hommes, auxquels il adressa ces paroles : Vous jouirez de ce séjour durant un temps limité, et les vertus que vous y aurez pratiquées vous assureront un bonheur incomparablement plus grand, qui n'aura jamais de fin.

Oui, qu'elle est grande et adorable cette puissance qui a créé et coordonné toutes les merveilles que nos faibles yeux peuvent connaître et apprécier !... Mais hâtons-nous de proclamer aussi que la bonté de Dieu n'est pas moins grande ; que sa miséricorde égale son pouvoir sans limites, et que l'immuabilité de sa parole ne saurait être comparée qu'à sa toute-puissance et à son ineffable tendresse pour les hommes.

De ces grandes considérations sur la bonté et sur la toute-puissance du Seigneur, il résulte donc d'abord que notre bonheur dans le temps et surtout par delà le temps, sera la récompense certaine des vertus que nous aurons pratiquées, de la fidélité avec laquelle nous aurons gardé les commandemens, suivi les préceptes et imité les exemples du divin maître ;

de la tendre reconnaissance, de l'amour filial dont nous aurons brûlé pour lui; de la fidélité religieuse avec laquelle nous l'aurons servi sur cette terre de passage, et qu'enfin notre bonheur sera le fruit de notre humanité envers nos semblables, que le Tout-Puissant a recommandés à la miséricorde de chacun de nous.

Elles nous portent ensuite à reconnaître que la parole de Dieu étant éternelle et immuable comme lui-même, les lois qu'il a données à la terre, les promesses qu'il a faites à l'homme ne seront jamais révoquées, et que l'ordre qu'il a établi pour la durée des siècles ne changera pas, tant que les siècles auxquels il a permis de se succéder ne seront pas consommés.

Elles nous prouvent, enfin, que les tempêtes, les famines, les pestes, tous les fléaux dévastateurs dont la terre peut être ravagée, se vérifient par fois, parce qu'incontestablement le Créateur a permis leur possibilité, tout comme il a permis aux poisons de naître auprès des substances les plus salutaires; mais que Dieu n'adresse spécialement à aucune contrée, à aucune nation de la terre, un agent particulier terrible de désolation et de mort, et que si un fléau quelconque frappe une ou plusieurs contrées, une ou plusieurs nations, c'est que l'imprudence des hommes les a déterminés ou n'a pas su les prévenir.

Chrétiens! aujourd'hui qu'un de ces fléaux terribles ravage notre France et moissonne impitoyablement nos concitoyens, arrêtons-nous sur ce point d'un intérêt si puissant et si lamentable; et après avoir exprimé nos regrets et adressé nos prières à l'Eternel pour tant de victimes que la tombe a si rapidement dévorées ; après avoir arrosé de nos larmes amères la terre qui les a engloutiés prématurément ; après avoir promis devant Dieu tous les secours et toutes les consolations de la charité fraternelle aux orphelins, aux veuves et aux parens de tant d'infortunés, remplissons aussi le devoir de reconnaître et de proclamer que c'est calomnier et insulter la divine Providence, que d'attribuer au courroux et à la vengeance de Dieu les grands malheurs qui viennent affliger un peuple, et que c'est calomnier et insulter une nation que d'imputer à la vindicte divine le fléau dont cette nation est frappée accidentellement.

Telle sera la division de ce discours.

PREMIÈRE PARTIE.

Le Seigneur ne saurait être susceptible de colère, et ce n'est que par une profanation impie que, l'assimilant à sa fragile nature, l'homme eut la témérité de penser que Dieu pouvait vouloir se venger des faibles humains qui ont le malheur de l'offenser. Non, Dieu ne se vengera pas des méfaits des hommes, qui ne sauraient blesser son immensité ; mais Dieu, dans l'éternité, récompensera les vertus et punira les crimes, parce qu'il a créé l'homme pour faire le bien, et mériter ainsi les récompenses suprêmes, pour fuir et pour détester les vices qui offensent sa toute-puissance, et qu'il a promis de punir seulement dans l'autre vie. C'est donc une calomnie scandaleuse, une injure épouvantable envers la Divinité que d'oser penser qu'elle puisse descendre jusqu'à se venger, soit d'un frêle individu, soit même d'un peuple entier.

Est-ce en effet au Tout-Puissant qu'on pourrait sans crime attribuer des sentimens haineux et vindicatifs, lorsque son divin fils, pendant son séjour sur la terre, n'a cessé de nous recommander le pardon des injures, comme étant la vertu la plus précieuse aux yeux de son père; lorsqu'il a dit à ses apôtres de la manière la plus positive et la plus pressante : « Bénissez ceux qui font des imprécations contre vous, et priez pour ceux qui vous calomnient : Soyez pleins de miséricorde comme votre père céleste est plein de miséricorde? »

Et Jésus-Christ lui-même, ce suprême rédempteur du genre humain, n'a-t-il pas prouvé au monde ravi d'admiration, jusqu'à quel point il voulait pardonner les outrages, les mauvais traitemens et même sa mort, qu'il a subie avec une résignation si grande, en priant pour ses ennemis, pour ses bourreaux? Est-ce d'ailleurs sur la terre que Dieu exerce sa suprême justice? Non, sans doute, puisque son soleil éclaire les méchans comme les bons; puisqu'il fait pleuvoir sur ceux qui l'honorent aussi bien que sur ceux qui l'outragent; puisque nous en voyons qui, rebelles à sa loi, prospèrent dans cette vie, tandis que des hommes justes y sont en proie à l'indigence, aux larmes et à l'oppression!

Sur cette terre de passage et d'épreuves, l'homme n'est en quelque sorte, si je puis m'exprimer ainsi, qu'en état de préparation pour l'éternité. Ayant acquis par la désobéissance de nos premiers parens la connaissance du bien et du mal, il doit racheter cette faute du premier homme par une pratique constante et dévouée de la vertu, et rentrer ainsi, pour l'éternité, dans toutes les prérogatives qui lui furent primitivement assignées par le Créateur, et dont une chute fatale l'a dépossédé. Mais ce n'est pas à cette enveloppe grossière qui constitue notre être mortel, qui n'est formée que d'un peu de terre et que la terre reprendra, que Dieu demande la vertu : il la demande, il l'exige avec l'autorité d'un maître tout puissant, avec la bonté d'un père plein de tendresse, de notre ame, de cette étincelle céleste et immortelle, véritable émanation de la Divinité elle-même, à qui notre corps obéit, et qui ayant seule la faculté de discerner le bien du mal, est seule le foyer de nos vertus ou de nos vices, et seule aussi peut se perdre par le crime ou se sanctifier par la pratique du bien.

Ce n'est donc pas, ce ne peut donc pas être ces corps misérables, que l'Éternel veut placer dans la balance de sa justice; aussi a-t-il daigné nous dire, par la bouche de Jésus-Christ, de cet autre lui-même : Mon royaume n'est pas de ce monde; aussi nous a-t-il recommandé par cette bouche divine « De ne pas craindre ceux qui tuent le corps, et qui ne peuvent tuer l'ame; mais de craindre plutôt celui qui peut tuer l'ame et le corps. » Il faut donc reconnaître, mes frères, que c'est calomnier et insulter le Tout-Puissant que d'attribuer à sa vengeance les malheurs, les désastres, les fléaux qui ravagent la terre.

Comment n'en serait-il pas ainsi, et quel code

étrange prêtent ils à un Dieu de miséricorde et de justice, ceux qui osent dire aux hommes affligés par une calamité dévastatrice : c'est Dieu qui vous punit ; fléchissez sous les coups de sa vengeance. .. Imprudens! que dis-je? blasphémateurs sacrilèges! hâtez-vous de rétracter ces paroles impies. Quoi! vous osez avancer que Dieu punit cette nation, tandis que nous y voyons la mort frapper aveuglément l'homme de bien et épargner le méchant; tandis que sans acception de mérite, sous les rapports de la religion et de la charité, sous ceux de la simple morale ou de la politique; sans distinction enfin, entre le vice et la vertu, les dépouilles mortelles s'entassent, sans aucun choix, dans un immense tombeau!... Est-ce ainsi, selon vous, que le Tout-Puissant place les brebis à sa droite et les boucs à sa gauche, comme il nous l'a annoncé par le Rédempteur? est-ce ainsi que la suprême, l'infaillible justice de l'Eternel sait faire la part d'Abel le juste, et celle de Caïn le fratricide? est-ce ainsi que le divin père de famille sépare avec soin le bon grain pour le placer dans son grenier, de l'ivraie qui n'est bonne qu'à jeter au feu?

Non, mes chers auditeurs; indépendamment de ce qu'ils insultent à l'Etre suprême, ils mentent à leur conscience, ils mentent à l'univers, ces jongleurs hypocrites qui cherchent ainsi à tromper les hommes pour servir leurs passions anti-sociales; peu leur importe d'avilir la toute-puissance divine, si jamais cette toute-puissance qui est tout, qui est partout, qui fut, qui est et qui sera toujours, pouvait être atteinte par les blasphêmes, par les calomnies, par les turpitudes qui souillent la terre ; peu leur importe, dis-je, Dieu et tous les hommes ensemble, pourvu que leur fatale ambition soit assouvie, et qu'ils puissent parvenir à entasser dominations sur dominations, richesses sur richesses, absolutisme sur absolutisme.

Hommes pervers, cupides et ambitieux, qui calculez avec une monstrueuse barbarie les chances de votre intérêt et de votre ambition d'après les calamités humaines, pourquoi êtes-vous encore, pourquoi êtes-vous toujours ce qu'étaient les scribes et les pharisiens aux yeux de Jésus-Christ, lorsque ce divin Sauveur leur disait : « Ainsi au-dehors vous paraissez justes aux yeux des hommes, mais au-dedans vous êtes pleins d'hypocrisie et d'iniquité. » Ne tentez donc pas de persuader aux nations pour les énerver afin de mieux les dominer, pour les abrutir afin de mieux les pressurer, que le courroux de l'Eternel se manifeste sur la terre, et que la foudre et les épidémies tombent sur les hommes pour soutenir ou pour venger vos misérables et coupables intérêts. L'Eternel ne connaît pas le courroux, qui est incompatible avec sa nature divine, et jamais il n'exerce de vengeance sur la terre, pas même contre ceux qui l'offensent réellement, car il déteste toute vengeance, et nous a donné pour principe immuable qu'au dernier des jours (mais alors seulement), il récompensera les bonnes œuvres comme il punira les crimes. S'il en était autrement, la grêle ne tomberait que sur les champs de l'impie, l'éclair ne brillerait qu'aux yeux de l'homme qui s'égare et qu'il est possible de ramener au bien en l'éclairant ; le tonnerre ne réduirait en poudre que le criminel incorrigle ; le choléra-morbus n'aurait pas frappé indistinctement le Moscovite oppresseur, les héros citoyens de la malheureuse Pologne, le fier Hongrois et le flegmatique Autrichien. Chez nous, dans notre noble et belle France, aujourd'hui si affligée par ce fléau cruel, tant d'orphelins ne pleureraient pas un père vertueux; tant d'époux n'auraient pas à gémir sur la tombe de leur compagne chérie; tant d'épouses désolées ne regretteraient pas leur appui; tant de pères inconsolables ne redemanderaient pas au tombeau leurs enfans impitoyablement moissonnés.

Non, l'Éternel n'est ni accessible au courroux ni susceptible de vengeance : il récompensera dans l'éternité; il punira sans doute le crime, mais combien n'aura-t-il pas pardonné ! Le maître de la terre et des cieux n'est-il pas un Dieu de miséricorde et de bonté? Disons donc, avec l'Évangile, aux détracteurs de la Suprême Providence, aux blasphêmateurs qui calomnient et insultent le Tout-Puissant en lui prêtant leurs passions : « N'avez-vous point lu ces paroles que Dieu vous a dites? Je suis le Dieu d'Abraham, le Dieu d'Isaac et le Dieu de Jacob : or, Dieu n'est point le Dieu des morts, mais des vivans. »

D'après ce que nous venons de dire, il est donc d'une évidence qui épouvante la raison et fait frémir la conscience, qu'ils calomnient et outragent la souveraine bonté, l'infinie miséricorde, l'immuable justice, la pureté ineffable de Dieu, ceux qui, par un attentat impie, osent attribuer à son courroux et à sa vengeance les calamités qui viennent affliger la terre.

DEUXIÈME PARTIE.

Si nous passons, mes frères, à la seconde division de ce discours, nous reconnaîtrons encore qu'en calomniant et en insultant la race humaine, les apôtres infidèles d'un Dieu de pardon et d'amour ne cessent pas d'outrager aussi la suprême miséricorde.

Pour nous en convaincre, pour reconnaître que de génération en génération, de période en période, le Tout-Puissant a promis aux hommes tous les bienfaits de son assistance, remontons aux âges primitifs du monde, et n'attachons notre religieuse confiance qu'aux paroles mêmes de l'Eternel.

Entendons, en effet, celles qu'il adresse à Abraham qui venait de se montrer fidèle et dévoué jusqu'à offrir en sacrifice au Seigneur son fils bien-aimé : « Je vous bénirai, et je multiplirai votre race comme les étoiles du ciel et comme le sable qui est sur le rivage de la mer : et toutes les nations de la terre seront bénies dans celui qui sortira de vous. » Cette promesse est solennelle, car c'est Dieu qui l'a faite à ce patriarche vénérable, l'une des tiges les plus saintes de la race humaine. Cette promesse est sacrée et immuable; elle règle, pour toute la durée des temps, la destinée des nations dont elle fonde la sécurité sur la parole même du Tout-Puissant, et sur la céleste alliance dont il les honore dans la personne du patriarche. Cependant Abraham rentre, par la mort, dans le sein de l'éternité, et le Seigneur (ce sont les paroles du texte sacré), pour accomplir le serment qu'il avait fait au patriarche, renouvelle à son fils Isaac la même promesse et dans les mêmes termes : « Toutes les nations de la terre seront bénies dans celui qui sortira de vous. »

Vous l'entendez, mes freres, toutes les nations de la terre sont bénies par le Tout-Puissant, et cette garantie tutélaire, gage irrévocable de la protection divine, se trouve bientôt après renouvelée à Jacob, fils d'Isaac, auquel, dans une vision miraculeuse, le Seigneur dit encore : « Votre postérité sera nombreuse comme la poussière de la terre : vous vous étendrez à l'orient et à l'occident, au septentrion et au midi, et toutes les nations de la terre seront bénies en vous et dans celui qui sortira de vous. » Rien, sans doute, n'est plus positif et plus consolant que de telles assurances données aux nations de la terre par le Créateur des mondes. Et si, des temps antiques où l'arbitre souverain de toutes choses leur accorde ainsi son alliance conservatrice, nous arrivons à l'époque où le Fils de l'Homme vient régénérer, par sa divine morale, et réconcilier avec son Père céleste les hommes qui s'étaient dégradés de nouveau, le genre humain a le bonheur d'entendre de cette bouche divine ces paroles qui confirment sa sécurité : « Ne pensez pas que je sois venu détruire la loi et les prophêtes. Je ne suis pas venu les détruire, mais les accomplir. »

S'il résulte des textes sacrés sur lesquels s'appuient notre croyance que toutes les nations de la terre sont bénies par le Seigneur; si cette vérité qui fait notre gloire et notre force est confirmée par l'expérience des siècles; si même elle n'aurait pas besoin de l'être pour les chrétiens qui ont une connaissance si intime, si profonde de la paternelle tendresse de Dieu pour les hommes et de sa miséricorde sans bornes et sans fin, l'incrédulité la plus insensée, la mauvaise foi la plus impudente, la perversité la plus insigne peuvent donc seules se permettre d'attribuer à Dieu les fléaux dont les nations sont frappées. Et cependant, mes chers auditeurs, dans ces temps de calamité, de quelles suppositions sacriléges, de quels outrages envers l'Être suprême et envers les nations n'avons-nous pas à déplorer le spectacle scandaleux?... Hommes impies et inhumains! mettez un terme aux insultes qu'avec une assurance à-la-fois sacrilège et barbare, vous adressez à Dieu et à vos concitoyens. N'insultez pas à la mort; n'insultez pas à la douleur; n'outragez pas notre Dieu de miséricorde et de pardon: seul il peut calmer nos souffrances dont son cœur paternel est également déchiré; seul il est notre espérance au-delà du tombeau pour les amis que le fléau nous a ravis; il peut seul venir au secours de ceux de ses enfans qui vivent encore et arrêter le torrent dévastateur que leur imprudence a peut-être fait naître, et que dans vos manifestes furibonds vous ne craignez pas d'attribuer à ce maître suprême *dont le joug est léger*.

Oui, chrétiens, contentons-nous de dire et de penser que l'imprudence des hommes et non la vengeance du Très-Haut, qui ne connaît pas la vengeance et qui l'a interdite à ses enfans, a pu seule faire naître le funeste fléau que nous voyons débordé sur la terre et qui décime aujourd'hui nos frères et plonge nos cités dans le deuil ; ne remontons pas plus haut pour démasquer les passions ou les vices, causes premières qui ont pu déterminer ces fatales imprudences. La chaire de vérité ne doit pas devenir une tribune d'accusation, et nous n'imiterons pas ceux que notre Dieu, nos sentimens et nos devoirs nous commandent de rappeler à l'humilité et à la charité évangélique ; ceux qui, abjurant le doux caractère que le bon pasteur leur a prescrit de faire aimer et de rendre incessamment utile aux hommes, encourent dans l'égarement de leurs haines et de leurs ambitions l'anathême porté en ces termes par Jésus-Chrit lui-même contre les scribes et les pharisiens : *Malheur à vous, hypocrites, qui avez abandonné ce qu'il y a de plus important dans la loi, savoir : la justice, la miséricorde, et la foi ; et c'était là ce qu'il fallait pratiquer.*

Mais cette fatale imprudence, dont les conséquences désastreuses frappent d'épouvante la terre entière, frappent de mort d'innombrables générations, avec quelle autorité elles rappellent ces paroles prophétiques d'Isaïe : « Je vois venir du désert, je vois venir d'une terre affreuse, comme des tourbillons poussés par le vent du midi pour tout renverser. »

Peuple du Nord, quel puissant intérêt de conservation, ou plutôt quel égarement funeste, vous fit aller emprunter à l'Inde, pour l'amener dans vos foyers, cette épouvatable maladie qui, dans cette partie du monde, tient lieu, sans doute, d'après les vues de la Providence, de celles qui sont particulières aux autres régions du globe ? Pourquoi, après avoir livré à ce fléau dévorant qui, sans être contagieux, paraît suivre les masses, vos enfans, vos épouses, vos pères et vous-mêmes, l'avez-vous déversé comme un nouvel instrument d'oppression et de mort sur l'intéressante et malheureuse Pologne, d'où, étendant ses bras funèbres, il ravage ou menace aujourd'hui toutes les nations?

O funeste aberration de l'esprit humain, amour immodéré de la puissance, cruelle ambition!... quand cesserez-vous de ravager le monde, de lutter contre les vues que la Providence divine s'est proposé pour le bonheur de tous; jusques à quand les hommes souffriront-ils de l'oubli de ces paroles que saint Paul leur adressait: « *Vous êtes appelés, mes frères, à un état de liberté*; ayez soin seulement que cette liberté ne vous serve pas d'occasion pour vivre selon la chair; mais assujettissez-vous les uns aux autres par une charité spirituelle. »

Et c'est lorsque tout nous prescrit la concorde et la charité; lorsque la parole suprême du Tout-Puissant nous garantit que les hommes n'auront à éprouver d'autres malheurs sur la terre que ceux que leurs crimes ou leurs imprudences y auront fait naître; c'est enfin, lorsque ces crimes ou ces imprudences ont amené sur nos têtes, qui en sont innocentes, une grande calamité, que nous voyons des ministres de l'Évangile, des hommes à qui Jésus-Christ a prescrit spécialement de « *rendre la santé aux malades, de ressusciter les morts, de guérir les lépreux, de chasser les démons, et de donner gratuitement ce qu'ils ont reçu gratuitement* » insulter aux misères publiques, les agraver par une injuste censure et ajouter, au nom du ciel, aux ravages et aux douleurs de la mort, les flagellations du reproche, de l'ironie et l'épouvantail de l'anathême religieux, toujours puissant sur l'ame presqu'éteinte des mourans, comme sur celle des infortunés qui sont prêts à les perdre.

O honte! ô désolation! opprobre éternel du saint sacerdoce! Quoi! dans la chaire de vérité, d'humilité, de charité; dans une chaire chrétienne, qualifier de nouvelle Gomorre la capitale de la France parce qu'un fléau dévorant la consume! Mais ces prédicans fanatiques n'ont-ils donc jamais recueilli les paroles que Dieu répondit à Abraham, qui osa l'interroger en ces termes : « S'il y a dix justes dans Gomorre, périront-ils avec tous les autres? Je ne perdrai point cette ville, dit le Seigneur, s'il y a dix justes. »

Capitale de la France, ville tant enviée, tant calomniée, et qui renferme tant de grandeur, tant de vertus, où la véritable charité prodigue ses miracles, où l'héroïsme et le génie multiplient les prodiges, où la vraie piété ne cesse d'élever vers l'Eternel l'encens le plus pur; ville qui déteste également la superstition, l'hypocrisie et le despotisme, vous l'avez entendu! Hâtez-vous donc de reconnaître si dans votre vaste enceinte vous pourrez trouver ce nombre secourable de dix hommes justes.... Ah! la voix publique, la voix de Dieu vous en présente des milliers!... Rassurez-vous donc, capitale de la France, et que la France entière se rassure également, car la vertu appuyée sur la religion brille sur tous les points de notre noble patrie; rassurez-vous, dis-je, vous ne périrez point, et l'Eternel, loin de vous infliger le fléau qui vous fait gémir, saura, par la vertu de son bras tout-puissant, vous en délivrer et démentir, en vous rendant la sécurité, les accusations audacieuses, les allusions passionnées, les reproches plus ou moins déguisés que des égoïstes ambitieux et cupides osent vous adresser.

Les fléaux sont dans la main de Dieu ! Oui, sans doute, et l'univers chrétien n'ignore pas que tout ce qui existe, et encore tout ce qui peut être la conséquence de ce qui est, se trouve subordonné à la volonté suprême du Créateur. Mais l'univers chrétien sait aussi que l'Éternel veut le bonheur de l'homme, que rien de ce qui peut lui être funeste ne saurait émaner de sa volonté, et que la pensée divine n'est que la bonté, la miséricorde et la protection envers la créature, à qui elle a permis de naître pour le servir et pour l'adorer.

Combien n'est-il pas pénible cependant pour des chrétiens sincères, de voir transformer un Dieu d'amour et de miséricorde en un Dieu exterminateur, par ceux mêmes qui ont été honorés de la mission de nous transmettre ces douces paroles du Sauveur : « *Venez à moi, vous tous qui êtes fatigués et qui êtes chargés, et je vous soulagerai?* » Combien n'est il pas douloureux d'entendre des ministres de l'Évangile, des successeurs de ces humbles et vertueux apôtres, aujourd'hui *princes de l'Église*, dire au monde et sur les bords du vaste tombeau où nos frères descendent par milliers : *Que la révolution des années n'est plus qu'une nouveauté de crimes ou un changement de scandales et de malheurs ?*

C'est de nous, sans doute, c'est de la France que parlent ces pieux missionnaires ; c'est aux crimes de notre patrie qu'ils font une allusion si peu ménagée, et chacun sait quels sont ces crimes et ces scandales, dont leur sensibilité est si profondément indignée. Qu'ils nous disent donc, ces saints prophêtes, si toutes les nations qui ont été décimées par le fléau qui ravage aujourd'hui la France, ont commis aussi le crime irrémissible qui a fait fondre sur elle un si terrible châtiment. Quel crime semblable à nos crimes prétendus, reprochent-ils entr'autres à l'Autriche, à la Prusse ? et quel est donc encore, sous ce rapport, cette justice, de facture humaine, qu'ils ne craignent pas de prêter au Tout-Puissant ?

Que ces prophêtes nous disent aussi si la *variole* qui, il y a peu d'années, frappait périodiquement de mort, sur le sein de leurs mères, un si grand nombre de jeunes êtres, était également un effet de la colère céleste et le châtiment de quelque grand crime politique. Non, et cette cause de mortalité était dans l'ordre primitif de la nature que Dieu nous a donnée, tout comme il était dans cette étincelle de génie que le Créateur a départie à l'homme de découvrir, enfin, le préservatif qui devait le soustraire à ce hideux et barbare fléau.

Concluons, mes chers auditeurs, que ces diatribes furibondes sont loin d'avoir pour objet la gloire de l'Eternel, la propagation de la foi et le triomphe de la vertu ; que ces libelles, soi-disant apostoliques, empreints des plus basses passions de la terre, outragent l'Être suprême, en même-temps qu'ils insultent aux nations, et qu'ils décèlent chez leurs auteurs un mépris sacrilége de l'Evangile, base sacrée de notre auguste croyance. Et sans nous occuper d'avantage des élans criminels de ces sentimens humains trop coupables, arrêtons nos regards avec respect, avec reconnaissance sur ces prêtres vénérables que tous les cœurs nomment et bénissent sans qu'il soit nécessaire de les désigner plus spécialement; lesquels dans tous les rangs du sacerdoce, dignes successeurs et émules des *Vincent de Paul*, des *Fénélon* et des *Belzunce*, prodiguent partout autour d'eux les secours de la charité et les consolations de la religion, non-seulement aux victimes mourantes, mais également aux victimes qui survivent et qui pleurent. Véritables apôtres d'un dieu d'amour et de pardon, imbus des préceptes de Jésus-Christ et nourris dans les maximes de la véritable Eglise de France, ceux-là secourent, éclairent et consolent les hommes et ils ne les calomnient pas: surtout ils ne calomnient, ils n'insultent pas le Tout-Puissant, qu'ils font connaître par leurs vertus et chérir par leurs bienfaits.

Et nous aussi, mes frères, qui savons que tout ce qui est bon, tout ce qui est utile et secourable aux hommes vient de Dieu, et jamais ce qui peut leur être funeste, élevons nos cœurs et nos prières vers ce souverain arbitre des destinées de la terre; demandons-lui avec ferveur la cessation du fléau qui ravage notre patrie et d'autres contrées encore; implorons sa miséricorde pour nos frères qui ne sont plus, et demandons-lui de nous accorder durant la vie les vertus qui lui sont chères, et le bonheur dans l'éternité.

Ainsi soit il.

Nota. M. l'abbé Auzou et M. l'abbé Laverdet ont cessé de donner leur coopération à l'église de la rue du Faubourg-Saint-Martin, n. 59.

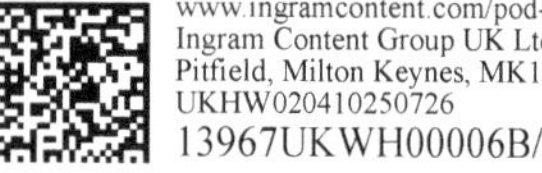
www.ingramcontent.com/pod-product-compliance
Ingram Content Group UK Ltd.
Pitfield, Milton Keynes, MK11 3LW, UK
UKHW020410250726
13967UKWH00006B/2575

9 782012 958869